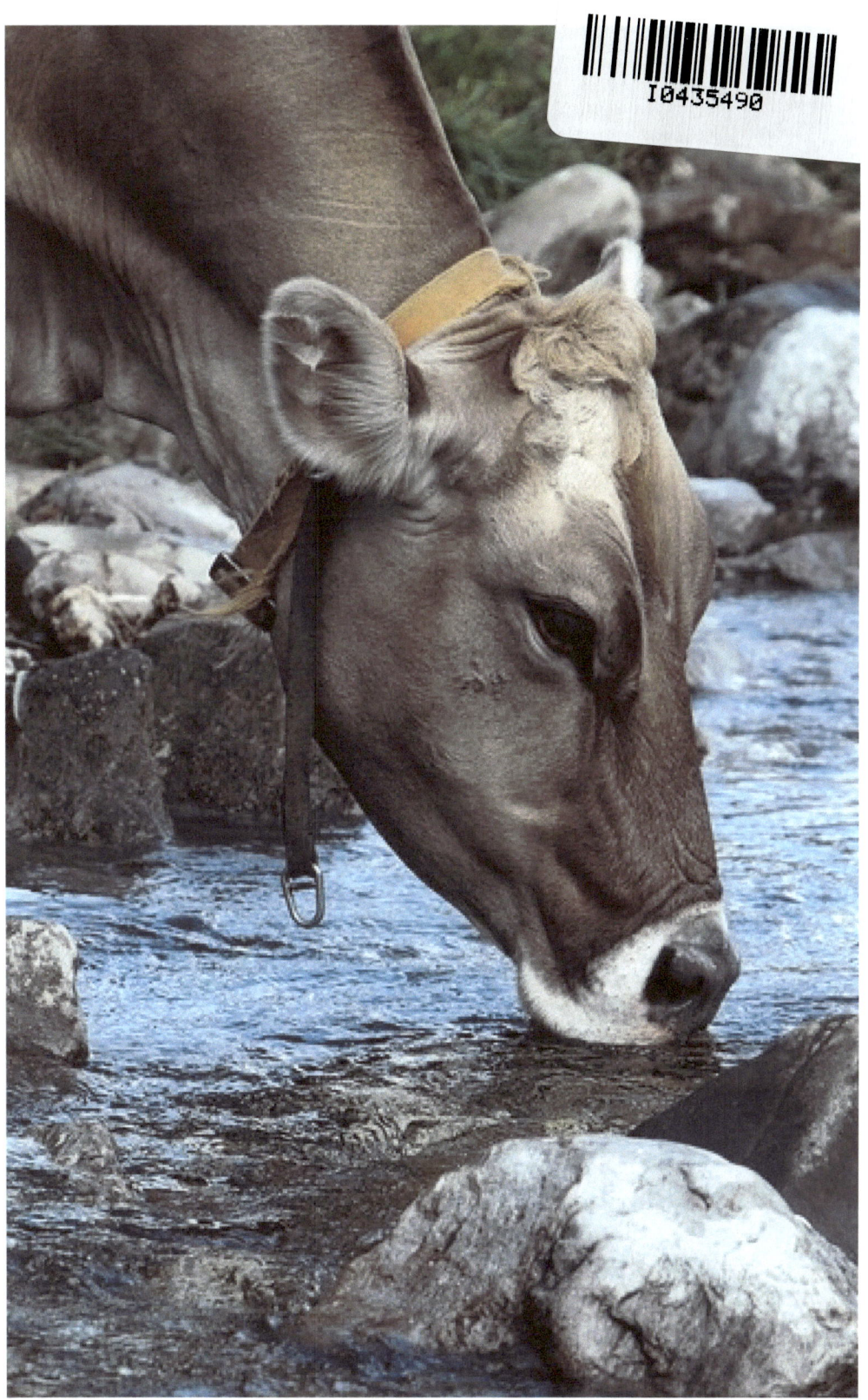

Vorwort

Für meine Tochter und für alle Menschen, die sich selbstverantwortlich um ihre Gesundheit kümmern möchten.

In den meisten Familien sind Frauen/Mütter verantwortlich für Ernährung und Gesundheit. Von vielen Frauen habe ich in all den Jahren gelernt. Meine erste Mentorin habe ich 1987 in Flensburg kennengelernt. Leider lebt Marlis nicht mehr, ihr Vertrauen zu mir und in meine Fähigkeiten hat mich sehr gestärkt. Dafür bin ich dir, liebe Marlis, ein Leben lang dankbar.

Mit Familie Schickling in Eggisried fühle ich mich sehr verbunden. Mit Erich Schickling habe ich oft über die Bedeutung der Arbeit der Hebammen gesprochen. Von ihm lernte ich auch einige hebräische Wörter u. a. Eletaya, was Hebamme bedeutet. Die Frau, die anderen Frauen den Weg bereitet und sie auf dem Weg begleitet. Genau das, was ich mehr als zwei Jahrzehnte hauptberuflich gemacht habe und nun in Gefahr ist verloren zu gehen, schreibe ich auf, damit ihr es später einmal nachlesen könnt, wenn ihr Fragen zu Gesundheit und Ernährung habt.

Für eine bessere Übersicht ordne ich mein Wissen und meine Erfahrungen nach dem System der fünf Säulen der Gesundheit von Sebastian Kneipp. Da ich nur 3 Kilometer von seinem

Geburtsort entfernt aufgewachsen bin, ist mir seine Naturheilkunde seit Kindertagen vertraut. Ich beginne mit der zentralen Säule - Wasser.

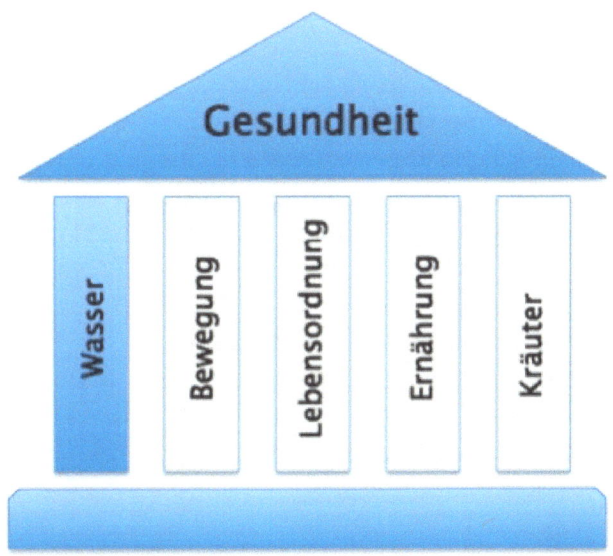

Gesundheit ist unser wichtigstes Gut. Ohne Gesundheit ist alles andere nichts wert, weil wir es nicht genießen können. Gesundheit, anders ausgedrückt, ist der Schlüssel zu hoher Lebensqualität.

Elisabeth Kübler-Ross hat einmal gesagt: *"Gesundheit ist ein Weg, der sich erst bildet, wenn man ihn geht."*.

So wünsche ich Euch allen, dass Ihr Euch auf den Weg macht zu Eurer persönlichen Gesundheitsfürsorge.

Inhalt

1 Die fünf Säulen der Gesundheit

Die ganzheitliche Denkweise von Sebastian Kneipp und die von ihm dadurch entwickelte Therapie gilt noch heute als wegweisend in der Naturheilkunde und Präventivmedizin. An Hand der von ihm formulierten fünf Säulen der Gesundheit erklärte er den Menschen die Wirkungszusammenhänge. Neben Wasser gehören dazu: Ernährung, Kräuter, Bewegung und Lebensordnung.

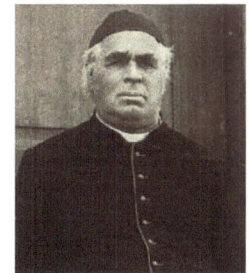

Abb. 1: Sebastian Kneipp (Sebastianeum)

Lebenslauf von Sebastian Kneipp

1821   Am 17.Mai geboren in Stephansried/Unterallgäu als Sohn einer Weberfamilie Aufgewachsen in ärmlichen Verhältnissen, Beobachtungen als Hirtenjunge wie eine Kuh wegen eines entzündeten Beines ins Wasser steht.

1842   Sein Elternhaus brennt ab, seine Mutter stirbt. Er kommt zu Kaplan Dr. Merkle nach Bad Grönenbach, ein entfernter Verwandter und Mentor. Dort lernte er Latein und hatte Kontakt zum dortigen Ortspfarrer, der ihn in die Pflanzenheilkunde einführte.

1844   Besuch des Gymnasiums in Dillingen

1846   Erkrankung an Tuberkulose, damals galt Tbc als

unheilbar. Selbstbehandlung durch kurze Bäder in der Donau

1848   Abitur und Beginn des Studiums der Theologie in München, Entdeckt das Buch von Johann Siegmund Hahn (1696-1773) "Unterricht von der Heilkraft des frischen Wassers" in der Bibliothek, Eigenbehandlung mit Wasser, erste Behandlungen.

1852   Priesterweihe in Ottobeuren und Behandlung von Armen und Menschen, denen die Ärzte nicht helfen konnten. Eine an Cholera erkrankte Frau heilte er, es wurde von Ärzten und Apothekern Anzeige gegen ihn erstattet, da er keine Erlaubnis zur Behandlung besaß. Kurierverbot

1853   Pfarrer in Boos

1854   Choleraepidemie, er behandelt Menschen trotz Behandlungsverbots und heilt 42 Menschen, Versetzung nach Augsburg

1855   Geistlicher Leiter des Dominikanerinnenklosters Wörishofen

1881   Antritt der Pfarrerstelle in Wörishofen

1885   Erzabt Maurus Wolter schickt Pater Ildefons nach Wörishofen, um die Wasser-Heilmethode nach Kneipp aufzuschreiben

1886   Erste Auflage seines Buches "Meine Wasserkur",

durch das Wörishofen zum Kurort wurde

1890 Der Würzburger Apotheker Leonhard Oberhäußer wurde enger Partner und Freund. Dieser erhielt die exklusiven Rechte pharmazeutische und kosmetische Produkte nach den Empfehlungen von Kneipp zu entwickeln, herzustellen und zu vertreiben

1891 Eröffnung der 1. Stiftung Kneipps, das Kurhaus Sebastianeum, Veröffentlichung des Buches "Ratgeber für Gesunde und Kranke"

1892 Die Barmherzigen Brüder kommen nach Wörishofen, um die Kneipptherapie zu erlernen

1893 Eröffnung der 2. Stiftung Kneipps, die Kinderheilstätte Ernennung durch Papst Leo XIII zum päpstlichen Geheimkämmerer. Die Anerkennung seiner Arbeit bedeutete ihm verständlicherweise viel.

1894 Übergabe des Sebastianeums an die Barmherzigen Brüder Veröffentlichung des Buches "Mein Testament" Gründung des Verbandes internationaler Kneippärzte

1896 Eröffnung der 3. Stiftung Kneipps, das Kneippianum

1897 Sebastian Kneipp stirbt am 17. Juni in Bad Wörishofen im Alter von 76 Jahren

2   Wasser

Kneipp sagte: *"Ist das Wasser für den gesunden Menschen ein vorzügliches Mittel seine Gesundheit und Kraft zu erhalten, so ist es auch das natürlichste und einfachste Heilmittel"*.

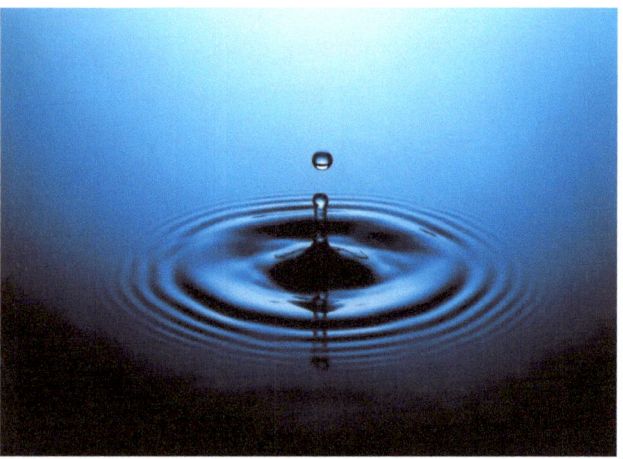

Teil 1 der Buchreihe handelt deshalb von Wasser, die zentrale Säule für unsere Gesundheit.

2.1   Wasserhaushalt unseres Körpers

Unser Körper besteht zu ca. 70 % aus Wasser, bei muskulösen Menschen zwischen 70 bis 80 %.

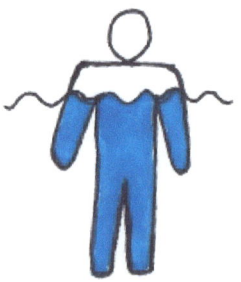

Der kindliche Körper enthält ca. 75 % Wasser und unser Gehirn ca. 90 %.

Übergewichtige Menschen haben nur ca. 50 % Wasseranteil im Körper. Mit dem Alter sinkt der Wasseranteil in unserem Körper auf unter 60 %.

Neueste Forschungen belegen, dass die Leistungsfähigkeit unseres Körpers im direkten Zusammenhang mit der ausreichenden Versorgung von Wasser steht. Wasser ist der wichtigste Bestandteil unseres Körpers, es ist überlebenswichtig für ALLE Prozesse in uns. Wir können es daran erkennen, dass wir ohne feste Nahrung ca. 40 Tage überleben können, ohne Wasser aber nur maximal 4 Tage. Oder anders gesagt: Auseichendes und regelmäßiges Trinken ist neben dem Atmen überlebensnotwendig, Wasser kann durch nichts ersetzt werden!

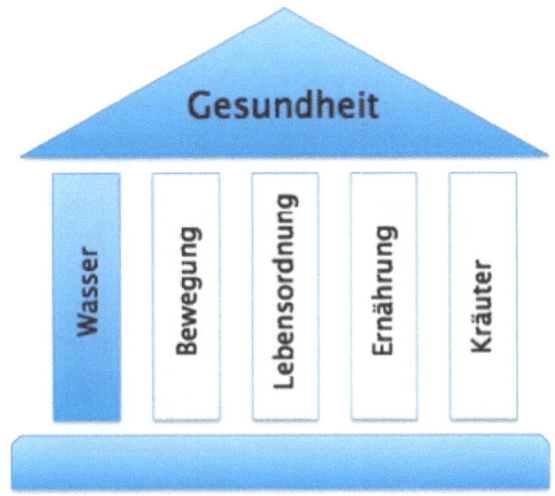

Die zentrale Säule für unsere Gesundheit war auch nach dem Model von Sebastian Kneipp das Wasser.

Geboren am 17.05.1821 in Stephansried/Unterallgäu, arbeitete Kneipp als Hirtenjunge. Er beobachtete eine Kuh, die sich mit einem entzündeten Bein in den Bach gestellt hatte.. Da er dafür verantwortlich war, die Kühe wieder heil am Abend nach Hause zu bringen, wollte er die Kuh aus dem Bach treiben. Diese blieb aber stur stehen und wiederholte es mehrere Tage, bis das Bein wieder gesund war. Auch seine anderen Säulen der Gesundheit entwickelte Sebastian Kneipp durch eine genaue Beobachtung von Mensch und Natur. Nachzulesen in seinen Büchern: "Meine Wasserkur" (1. Auflage 1886) und "So sollt ihr leben" (1. Auflage 1889).

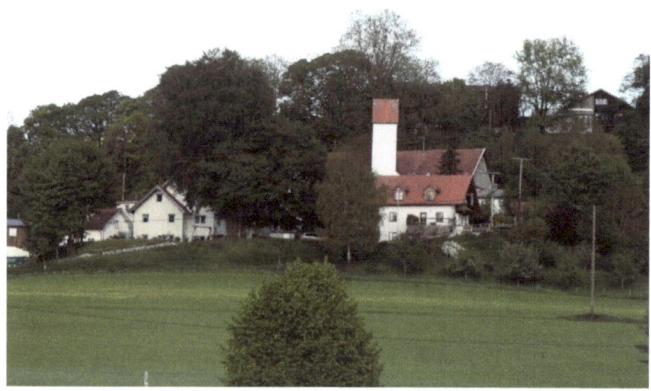

Abb. 2: Stephansried (Foto privat)

Ich selbst bin nur 3 km entfernt von Stephansried aufgewachsen. Für uns war es schon als Kinder selbstverständlich mit dem Fahrrad zum dortigen Kneipp Becken zu radeln und durch das kalte Wasser zu laufen. Dabei hatten wir gleich noch Bewegung und Tageslicht.

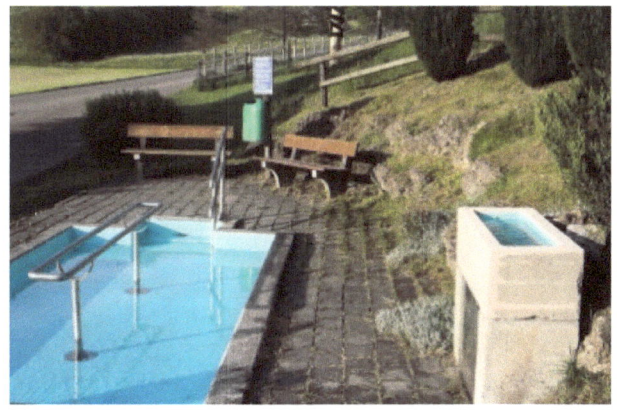

Abb. 3: Kneipp Becken in Stephansried (Foto privat)

Die 5 Säulen der Gesundheit haben sich für viele Menschen als Hilfe zu Selbsthilfe bewährt, deshalb ordne ich meine Erfahrungen als PTA, freiberufliche Hebamme und Heilpraktikerin nach diesem System und hoffe, dass dadurch für viele Menschen diese Hausmittel anwendbar werden im Sinne von Maria Montessori, die sagte: "Helfe mir es selbst zu tun."

2.2 Selbstverantwortung

Selbstverständlich ersetzen meine Tipps keine Arztbesuche oder die Behandlung durch einen Arzt, Therapeuten oder Heilpraktiker!

Sie sollen den Menschen Orientierung geben und sie motivieren sich gesund zu erhalten. Oft erlebe ich, dass die Menschen hilflos der Informationsflut ausgeliefert sind, die heute durch das Internet auf die Menschen einströmt.

Hilfe zur Selbsthilfe geht nur über **Selbstverantwortung**. In diesem Sinne hoffe ich, dass sie aktiv ihre Gesundheitsvorsorge selbst in die Hand nehmen und die Grenzen der Selbstbehandlung beachten. Zur Selbstverantwortung gehört auch die rechtzeitige Therapie durch einen Arzt.

2.3 Umstellung unserer Gewohnheiten

Wir werden meist erst aktiv, wenn wir über unseren Gesundheitszustand beunruhigt sind. Beunruhigung hört sich sehr negativ an. Doch leider sind wir, ich eingeschlossen, erst bereit unsere Gewohnheiten zu ändern, wenn wir beunruhigt sind. Oder anders formuliert: Unser Schmerzlimit ist überschritten, der Leidensdruck zu groß.

Das Maß der Leidensfähigkeit ist so individuell, dass wir von außen betrachtet oft denken, er/sie **muss** jetzt doch etwas ändern! Wie kann er/sie das nur aushalten?

Wir können die Menschen nicht zur Änderung ihrer Gewohnheiten zwingen. Wir können nur dann, wenn sie selbstmotiviert fragen, ihnen **einen** Tipp geben, nicht 10 Tipps auf einmal.

Da Wasser ca. 70 % unseres Körpers ausmacht, ist der Tipp über Wasserqualität und die täglich notwendige Trinkmenge aus meiner Sicht der Wichtigste.

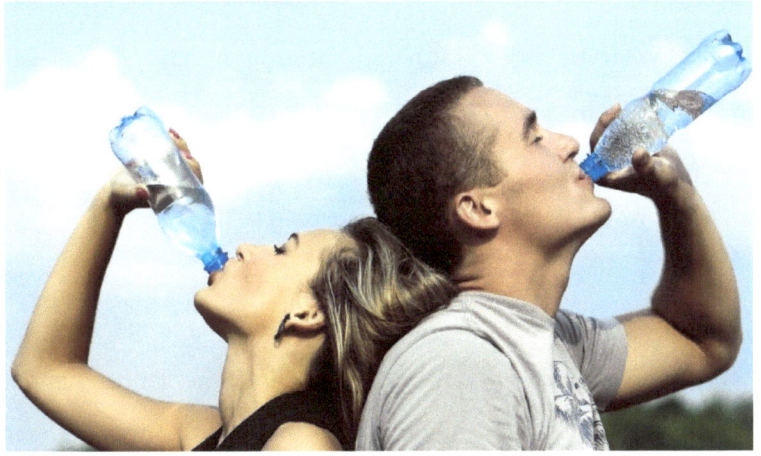

Ein Beispiel aus meiner Praxis

Kommt ein Patient zum ersten Mal in meine Praxis und ist Raucher, so rate ich ihm nie das Rauchen aufzuhören. Am Ende des Erstgesprächs stellt mir der Raucher meistens folgende Frage: "Sind Sie nicht der Meinung, dass ich erst einmal das Rauchen aufhören sollte?".

Ich antworte dann: "Mir ist viel wichtiger, dass Sie Ihren Wasserhaushalt verbessern und mit einer Körperreinigung beginnen. Wenn es für Sie möglich ist, fragen Sie sich vor jeder Zigarette, die Sie anzünden möchten, ob das auch erst in 5 Minuten möglich wäre. So kann es sein, dass Sie einige Zigaretten täglich weniger rauchen. Und natürlich ist jede nicht gerauchte Zigarette super, da dann Ihre Körperreinigung schneller von statten geht.".

Nach Wochen oder Monaten bekomme ich von diesen Patienten meistens die Rückmeldung, dass sie nun deutlich weniger rauchen, meistens nur noch 3 bis 5 Zigaretten täglich.

2.4   Körperreinigung

Von fast allen Patienten werde ich gefragt wie lange denn die Körperreinigung nun dauern würde und wie lange sie das Trinkwasser und die meist notwendigen Nahrungsergänzungen einnehmen müssten. Sie sagen meistens, dass sie nicht ein Leben lang u.a. Tabletten einnehmen möchten.

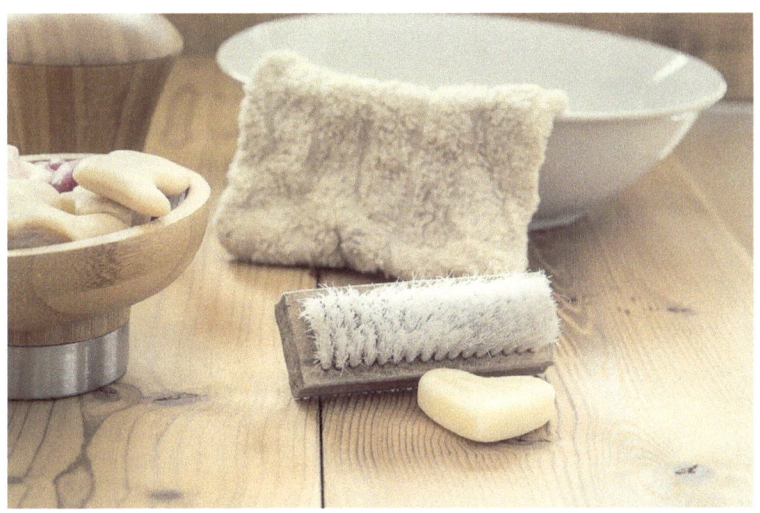

Um zu verdeutlichen in welcher Situation wir uns in Deutschland heute befinden, erzähle ich folgendes:

Bis nach dem zweiten Weltkrieg waren alle Lebensmittel in Bio-Qualität. Es wurden weder Kunstdünger, Pestizide, Medikamente noch Hormone in der Landwirtschaft verwendet. Selbst Penicillin bekamen nur die Soldaten, es gab bis dahin keine Antibiotika für die Bevölkerung!

Auch tranken die Menschen meist "nur" Wasser, natürlich ohne Kohlensäure, am Sonntag gab es, wenn es ein Festtag war, Apfelsaft und für die Männer Bier. Die Menschen ernährten sich nach den Jahreszeiten und was im Garten, auf dem Feld und in der freien Natur wuchs und reif wurde.

Folgendes haben die Menschen anders gemacht, oft, ohne zu wissen, dass das gesund war:

1. Frisches Wasser aus dem Brunnen vor der Türe getrunken, es ist belüftet, hat eine belebende Wirkung auf den Körper. Im nachfolgenden Kapitel mehr darüber.

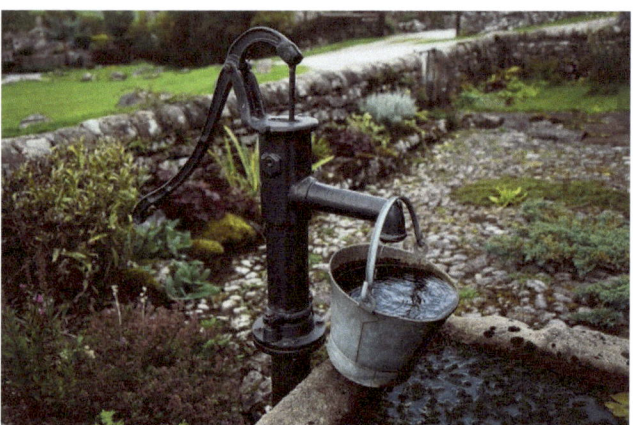

2. Rohes, milchsauer vergorenes Gemüse gegessen und dadurch den Darm gereinigt, sowie frische probiotische Kulturen geliefert.

3. Den Kindern über Jahre im Winter Lebertran verabreicht, damit sie sich gesund entwickeln. Lebertran, als Nahrungsergänzung gegeben, enthält alle B-Vitamine sowie alle fettlöslichen Vitamine (A, D, E, K). Er wurde durch die Umweltgifte, welche die Leber leider auch speichert, vom Markt genommen. Und natürlich auch, weil der Walfang verboten wurde.

4. Körperliche Betätigung an der frischen Luft und in der Sonne.

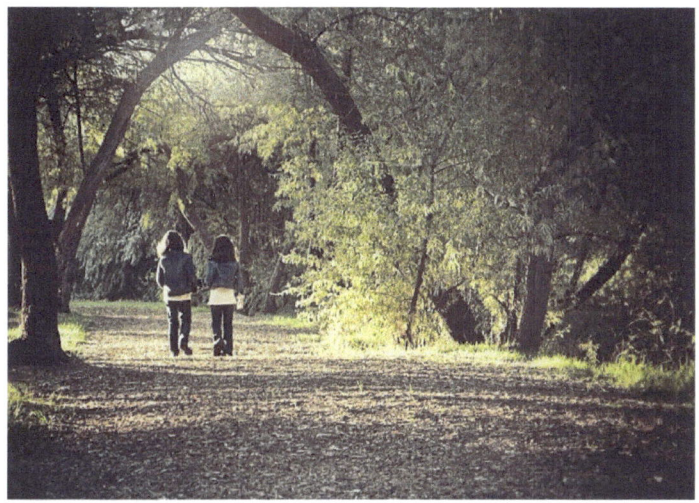

5. 30 mal pro Bissen kauen, weil das Vollkornbrot so hart war, dass es sonst nicht zu schlucken gewesen wäre. Dadurch produziert unser Mund enzymhaltigen Speichel, der bei der Verdauung hilft.

6. Frische, reif geerntete Lebensmittel gegessen, ohne Kunstdünger und Pestizide angepflanzt. Und weniger gegessen, sowie Fastenzeiten eingehalten.

7. Barfuß laufen.

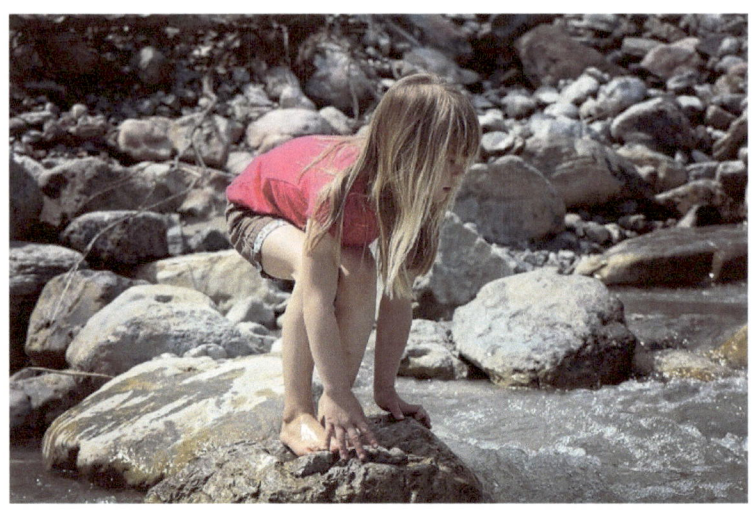

Diese unvollständige Liste soll verdeutlichen, dass die Menschen früher sehr vieles in ihrer Ernährung und Lebensweise anders und dadurch besser gemacht haben.

Auch hatten die Menschen auf dem Land so gut wie keinen Kontakt zu Giften. Wie gesagt, die ganze Landwirtschaft war "Bio". In den Städten war es durch die Industrie schon lange anders, diese Menschen waren auch viel kränker, als die Menschen auf dem Land.

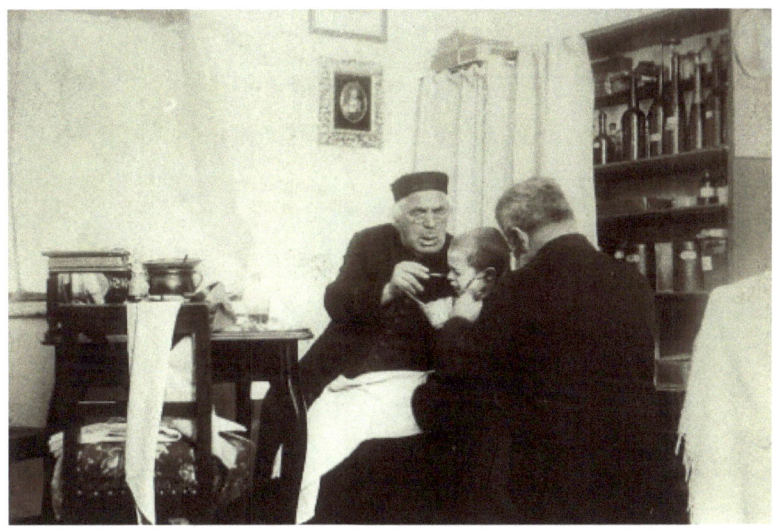

Abb. 4: Kneipp beim Behandeln eines Kindes (Sebastianeum)

Deshalb waren die ersten Patienten von Sebastian Kneipp häufig Menschen aus der Stadt und Reiche, die sich nicht an der frischen Luft bewegten und Weißbrot aßen. Und natürliche auch Arme, die, wenn sie sich verletzen, keine Arztbehandlung bezahlen konnten.

Folgende Organe reinigen unseren Körper von innen:

- Leber
- Nieren
- Darm
- Lunge
- und Haut.

Dazu benötigen diese Organe genügend sauberes Trinkwasser. Genauer gesagt ca. 1 Liter Wasser pro 35 kg Körpergewicht. Mehr über Wasserqualität in den nachfolgenden Kapiteln.

Neben dem Wasser verbraucht die Leber auch zum Entgiften Omega Fettsäuren und alle Vitamine, die sie speichern kann. Schadstoffe kann der Körper meist nur in gebundener Form ausscheiden. Er bildet sogenannte Chelate.

DIÄT

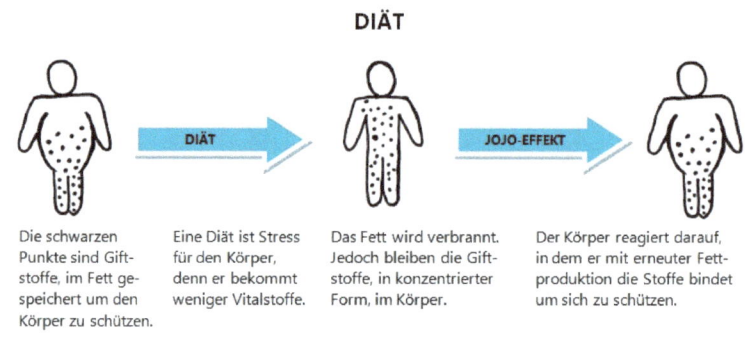

| Die schwarzen Punkte sind Giftstoffe, im Fett gespeichert um den Körper zu schützen. | Eine Diät ist Stress für den Körper, denn er bekommt weniger Vitalstoffe. | Das Fett wird verbrannt. Jedoch bleiben die Giftstoffe, in konzentrierter Form, im Körper. | Der Körper reagiert darauf, in dem er mit erneuter Fettproduktion die Stoffe bindet um sich zu schützen. |

REINIGUNG

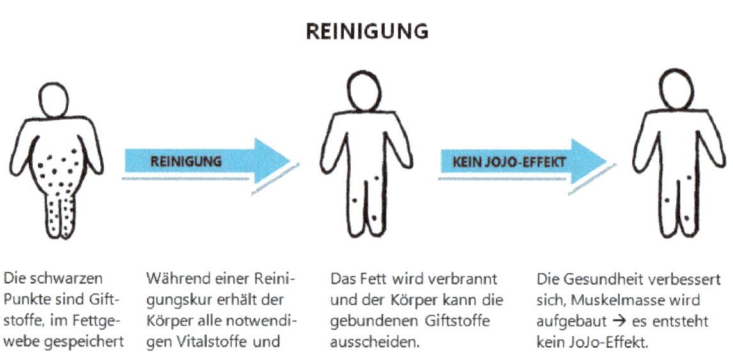

| Die schwarzen Punkte sind Giftstoffe, im Fettgewebe gespeichert um den Körper zu schützen. | Während einer Reinigungskur erhält der Körper alle notwendigen Vitalstoffe und bindet Gifte in Form von Chelaten. | Das Fett wird verbrannt und der Körper kann die gebundenen Giftstoffe ausscheiden. | Die Gesundheit verbessert sich, Muskelmasse wird aufgebaut → es entsteht kein JoJo-Effekt. |

Aloe Barbadensis Miller kann in gereinigter, nicht erhitzter Form den Körper bei seiner Reinigung sehr unterstützen. Kneipp hat Aloe ebenfalls eingesetzt. Vor allem Schwermetalle werden so ausgeschieden. (Vgl. Delebé und Billigmann, 2004)

Ab den 1960er Jahren wurde sogenanntes Amalgam von Zahnärzten zur Versorgung bei Karies verwendet. Diese Legierung enthält u.a. Quecksilber, das zwar nur in kleinen Mengen aus der Plombe abgegeben wird, dennoch über die Jahrzehnte unseren Körper vergiften kann und unsere inneren Organe belastet (Vgl. Mutter, 2009). Es steht außerdem im Verdacht, krebsauslösend zu sein. Vielfältige Erkrankungen können mit der Zahngesundheit in Verbindung gebracht werden.

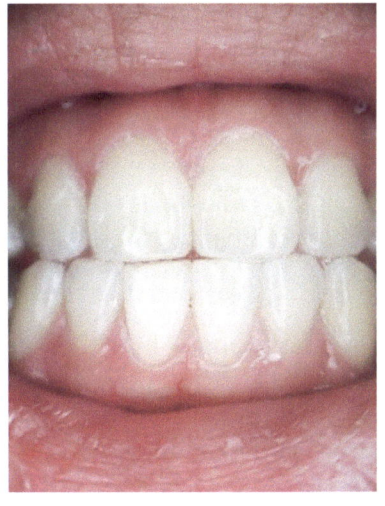

Mehr Infos dazu bei Dr. Joachim Mutter, "Gesund statt chronisch krank".

2.5 Entgiftungsfunktion der Leber

Feuchte Leberwickel unterstützen die Funktion der Leber. Von 13 bis 15 Uhr nach der Organuhr der chinesischen Medizin. Ein Gästehandtuch mit warmem Wasser tränken, ein großes Badetuch quer ins Bett legen. Nun sich mit dem Rücken auf das große Tuch legen, das feuchte Gästehandtuch rechts unterhalb der Brust auf die Rippe legen. Mit dem großen Handtuch sich zudecken, danach mit der Bettdecke. Etwa 30 Minuten ruhen, nicht lesen, nicht telefonieren! Das feuchte Handtuch entfernen und noch weiter liegen bleiben, da die Leber und alle inneren Organe viel mehr durchblutet werden, wenn wir liegen, d.h. sie können besser arbeiten.

Unsere inneren Organe können natürlich besser arbeiten, wenn sie gut durchblutet werden. Dazu ist eine ausreichende Wasserzufuhr von großer Bedeutung. Daneben können wir natürlich die Durchblutung durch Bewegung verbessern. Deshalb gehört zu den 5 Säulen der Gesundheit nach Sebastian Kneipp neben Wasser auch Bewegung.

2.6 Folgen unzureichende Wasserzufuhr

Durch eine unzureichende Wasserzufuhr wird dem Körper und dem Blut Wasser entzogen. Dieser Vorgang wird als

Dehydration bezeichnet, zu deutsch Austrocknung. Die Fließfähigkeit des Blutes reduziert sich. Flüssigkeitsverluste von weniger als 2 % reichen aus, um die körperliche und geistige Leistungsfähigkeit und dadurch u.a. das Reaktionsvermögen zu reduzieren. Das entspricht 1 Liter Wasser bei 75 kg Körpergewicht.

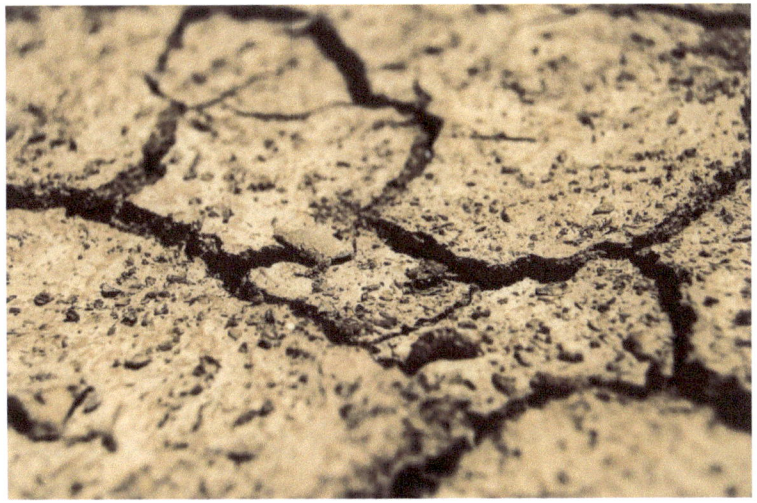

Unser ganzer Körper und damit auch die Gehirnzellen werden nicht ausreichend mit Sauerstoff und Nährstoffen versorgt.

Erste Anzeichen von eingeschränkter Gehirnleistung sind Müdigkeit, Merk- und Konzentrationsstörungen, verlangsamte Reaktionsfähigkeit und Schwierigkeiten sich sprachlich auszudrücken.

2.7 Wassermangel bei Kindern

Unsere Kinder sind heute vielfältigen Einflüssen ausgesetzt. Auch für Kinder ist eine ausreichende tägliche Wassertrinkmenge die Grundvoraussetzung für Gesundheit. Die oben beschriebenen Leistungseinbrüche veranlassen Eltern Therapien für ihre Kinder zu suchen. Häufig schildern mir meistens die Mütter die Bemühungen, die schulischen Leistungen ihrer Kinder zu verbessern.

Bisher hat mir noch keine Mutter erzählt, dass ihr gesagt wurde, dass sie als erstes das Trinkverhalten und die Trinkwasserqualität der ganzen Familie überprüfen muss. Im Gegenteil. Wenn Kinder auf Grund von Konzentrationsstörungen in meine Praxis kommen, trinken sie meistens nur Saftschorle mit Kohlensäure.

Vorbild wirkt stärker als Worte. Deshalb sollte die ganze Familie auf Wasser ohne Kohlensäure und ungesüßte Kräutertees umsteigen. Das tut allen gut.

Ein Beispiel aus meiner Praxis:

Da der Fruchtzucker aus Getränken innerhalb von 10 Minuten resorbiert wird und im Blut zur Verfügung steht, können Saftschorle zu Blutzucker (BZ) - Schwankungen führen. Ein BZ-Abfall äußert sich häufig durch Unruhe, Unwohlsein und

Konzentrationsschwäche. Außerdem belastet es die Bauchspeicheldrüse, weil sie ständig diese Schwankungen ausgleichen muss. Um den Kindern zu verdeutlichen, weshalb sie Wasser statt Saft trinken sollen, frage ich meist folgendes:

Ich: "Habt Ihr einen Geschirrspüler oder kennst Du jemanden, der einen hat?"

Kind: " Ja."

Ich: "Womit spült der Geschirrspüler das Geschirr?"

Kind: "Mit Wasser und Pulver/Tablette."

Ich: "Wenn wir den Wasserschlauch des Geschirrspülers jetzt an einen Apfelschorle-Tank hängen, was passiert dann wohl?"

Zu 99 % antwortet das Kind: "Das geht nicht, dann klebt das Geschirr!"

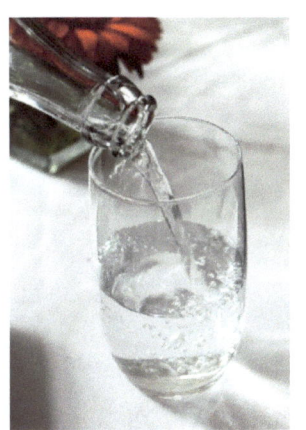

Ich: "Dein Körper muss sich auch von innen waschen, nicht nur von außen, wie beim Duschen oder Baden. Das geht nur mit Wasser ohne Kohlensäure gut, mit Saft kannst Du Dich ja auch nicht duschen."

ENDE DER ERKLÄRUNG - KEINE DISKUSSION

Ich lasse die Kinder verschiedene Sorten Trinkwasser testen, da Wasser unterschiedlich schmeckt und es darf sich eines aussuchen. Davon schenke ich ihm eine Flasche, damit es gleich mit Wasser trinken beginnen kann.

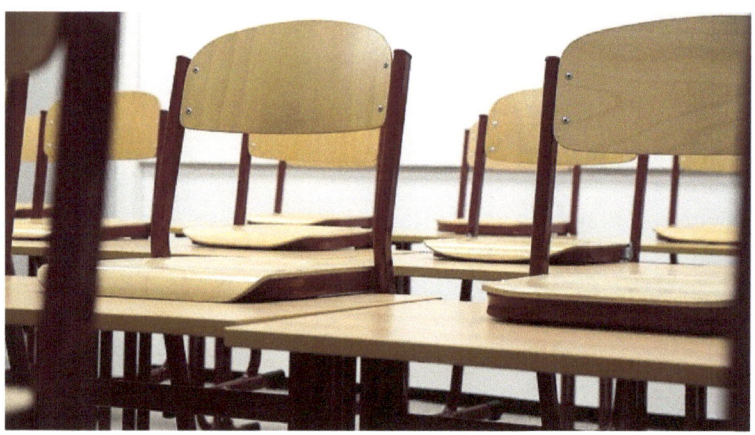

Kinder sind in unserer Leistungsgesellschaft neben der Schule meist auch in ihrer Freizeit in einen eng getakteten Terminkalender eingebunden. Inzwischen ist aus der Burn out - Forschung bekannt, dass bei erhöhten Anforderungen der Vitalstoffbedarf (Vitamine, Mineralstoffe, Spurenelemente, Eiweiß und Omega Fettsäuren) um ca. 30 % steigt.

Ihr Körper benötigt aber auch noch für das Wachstum genügend Vitalstoffe. Wie oben besprochen, sinkt durch Dehydration nicht nur der Sauerstoffgehalt im Blut und dadurch die Versorgung des Gehirns. Es bedeutet auch eine

Minderdurchblutung im ganzen Körper und eine schlechtere Versorgung aller Körperzellen mit allen anderen Vitalstoffen. Zum Wachsen benötigen aber alle Kinder eine gute Zellernährung.

Unseres Körpers benötigt ca. 160 verschiedene Substanzen täglich. Gemeint sind: Vitamine, Mineralstoffe, Spurenelemente, Omega Fettsäuren, Aminosäuren als Bausteine von Eiweiß und verschiedene Zucker. Diese Stoffe verwendet der Körper für die Synthese (Herstellung) von allen benötigten Stoffen, Hormonen, einschließlich der Zellerneuerung oder Zellneubildung. Rohe Lebensmittel, genügend oft gekaut, wie schon beschrieben, enthalten mehr Vitamine, da diese wärmeempfindlich sind. Auch bei der heute oft langen Lagerung reduziert sich der Vitamin und Mineralstoffgehalt unseres Essens.

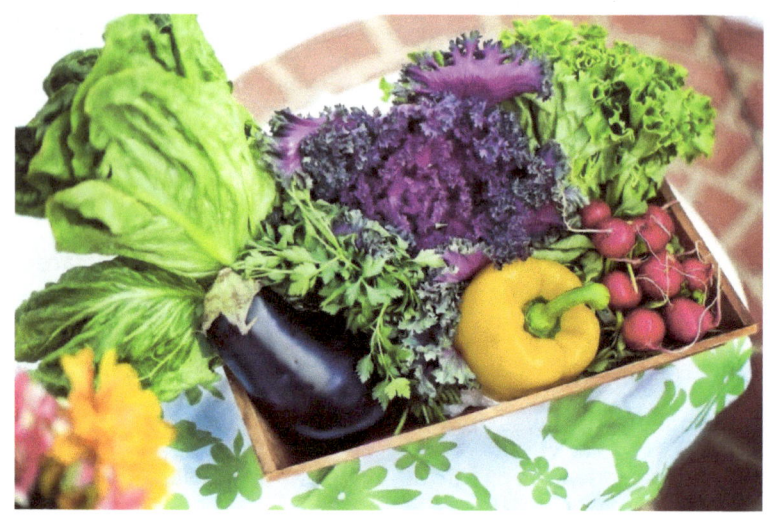

Etwa 85 % aller Vitalstoffe werden im Dünndarm aufgenommen. Deshalb ist eine gute Darmfunktion so wichtig. (Vgl. Enders, 2014)

In früheren Zeiten haben Eltern im Winter häufig ihre Kinder mit Lebertran versorgt, um den Vitalstoffmangel in dieser Jahreszeit auszugleichen. Deshalb hat Sebastian Kneipp die Ernährung als eine weitere Säule für unsere Gesundheit beschrieben.

2.8 Wasser - nicht nur Lösungsmittel

Lange Zeit dachte ich, dass das Körperwasser lediglich Lösungs- und Reinigungsmittel für unseren Körper darstellt.

Das alleine wäre schon ein wichtiger Grund auf die Trinkwasserqualität zu achten. Unser Körper besteht, wie schon gesagt, zu ca. 70 % aus Wasser, die inneren Organe aus deutlich mehr.

Die Entdeckungen von Prof. Pollack, University of Washington, USA, ein international angesehener Experte für Wasserforschung, zeigen, dass Sebastian Kneipp zu Recht Wasser und Sonnenlicht als so wichtige Elemente für unsere Gesundheit bezeichnet hat.

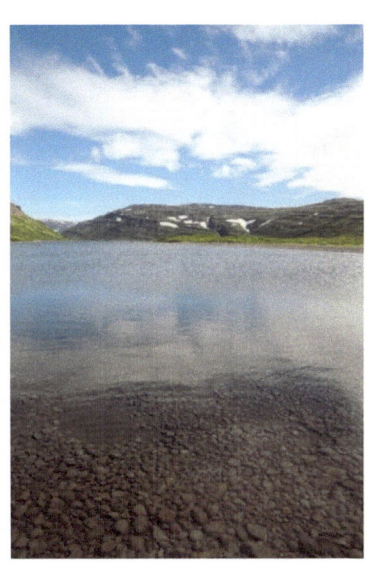

Abb. 5: Foto von Dr. Florian Dietrich, Freiburg

Das Team von Prof Pollack konnte nachweisen, dass unser Körper um alle Körperzellen herum ein besonders sauberes Wasser bildet. Sie bezeichnen dieses Wasser als Exclution Zone (EZ) oder zu deutsch Ausschlusszone. Es wird auch als 4. Aggregationszustand von Wasser bezeichnet. Eine Sensation!

Durch die Energie von Sonnenlicht oder Infrarot Licht vergrößert sich die EZ um das bis zu Dreifache!

Dieses Wasser entsteht entlang von hydrophilen (wasserliebenden) Oberflächen, wie z.B. alle unsere Körperzellen. Es ordnet sich in Form einer Honigwabenstruktur und dadurch entsteht eine Art Gelee. Die Sauerstoff- und Wasserstoffatome ordnen sich wie in nachfolgender Abbildung:

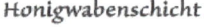
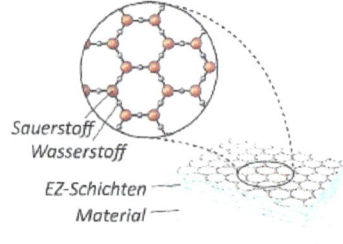

Abb. 6: Wasser viel mehr als H2O; Gerald H. Pollack

Das atomare Verhältnis ist nicht mehr 2:1, also 2 Wasserstoff Atome, eine Sauerstoff, (H2O), sondern 3:2.

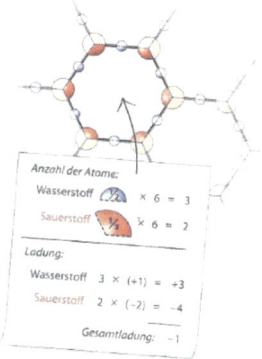

Abb. 7: Wasser mehr als H2O; Gerald H. Pollack

Dieses Wasser ist durch seine Anordnung negativ geladen und wirkt wie eine Art Batterie. Wir speichern also nachweislich Energie, wenn wir uns in der Sonne aufhalten!!! Nun hat die Wissenschaft bewiesen, was jeder von uns schon lange weiß, dass Sonne die Laune hebt und wir produktiver sind.

Alle Funktionen in unserem Körper werden durch elektrische Impulse gesteuert. Deshalb ist diese Entdeckung bahnbrechend. (Vgl. Pollack, 2015)

Ebenfalls wird geforscht, inwieweit dieses Wasser die Funktion von Makromolekülen (große Moleküle wie z.B. Eiweiß oder Enzyme) erst ermöglicht. Bisher hatten die Molekularbiologen keine plausible Erklärung, weshalb diese großen Moleküle

27

nicht auseinanderbrechen. Die elektrische Ladung der EZ scheint nach heutigem Stand die fehlende Erklärung zu liefern.

Dies ist besonders wichtig, wenn man bedenkt, dass über 300 Enzyme, also Makromoleküle, unsere Verdauung steuern und die Aufnahmen der Vitalstoffe, wie Vitamine, Mineralstoffe, Spurenelemente und Aminosäuren (Eiweißbausteine) erst ermöglichen.

Da Speichel viele Verdauungsenzyme enthält, ist langsames Essen und 30 mal pro Bissen zu kauen so elementar wichtig. Wie ich schon weiter vorn geschrieben habe, war das in früheren Zeiten auf Grund von hartem Vollkornbrot nicht anders möglich. Wir sind gut beraten, uns langsames Essen und Kauen wieder einzuüben!

2.9   Wasser als Energiespeicher

Wie oben beschrieben kann Wasser Sonnenenergie speichern.

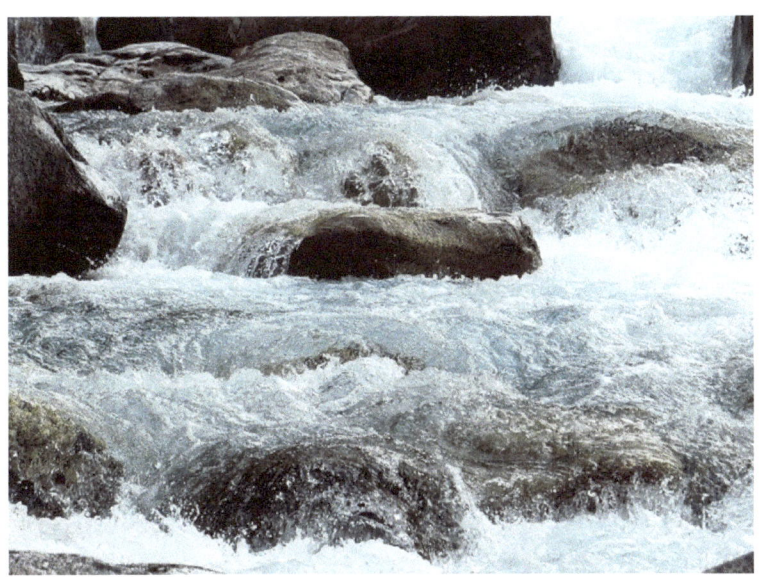

Mit seinen Forschungen wollte der japanische Alternativmediziner Masaru Emoto (22.07.1943 - 17.10.2014) ebenfalls dem Geheimnis von Wasser auf die Spur kommen. Er gefror Wasser aus sehr vielen verschiedenen Heilquellen und stellte fest, dass die dabei entstehenden Kristalle sehr unterschiedlich und dennoch symmetrisch waren.

Er experimentierte auch mit positiven und negativen Botschaften, die er auf Glasflaschen schrieb die das gleiche Wasser enthielten. Nach dem Gefrieren entstanden bei negativer Botschaft unförmige Klumpen, bei positiven Botschaften bildeten sich symmetrische, harmonische Kristalle.

Seine Gegner argumentierten, dass seine Experimente nicht wiederholbar seien und deshalb unbrauchbar sind. (Vgl. Emoto, 2002 und Emoto, 2010)

Ebenso forschte der Österreicher Johann Grander (24.04.1930 bis 24.09.2012) wie Wasser zu lebendigem Trinkwasser aufbereitet werden kann, damit es der Wirkung von frischem Quellwasser entspricht. Er entwickelte ein Verfahren zur Wasser-Wiederbelebung, das ebenfalls von Wissenschaftlern angezweifelt wird.

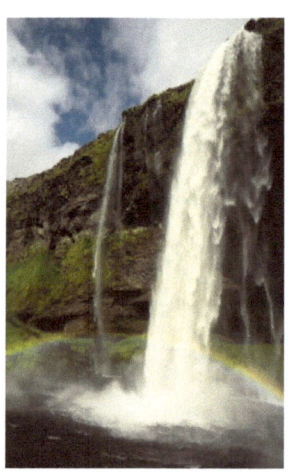

Abb. 8: Foto von Dr. Florian Dietrich, Freiburg

Sowohl Sebastian Kneipp, als auch Masaru Emoto und Johann Grander erlebten einen heftigen Widerstand der Wissenschaft und Schulmedizin, sie wurden verklagt, ihre Ergebnisse in Frage gestellt.

Genau so erging es auch Dr. F. Batmanghelidj. Der 1931 geborene Iraner hat in England Schulmedizin studiert. Er kehrte später in den Iran zurück, wurde von der

30

Revolutionsregierung inhaftiert und entdeckte die Heilkraft von Wasser während der 33 Monate seiner Gefangenschaft. Im Gefängnis behandelte er über 3000 Menschen mit Wasser. Nach seiner Haftentlassung 1982 flüchtete er in die USA. 1983 erschien zum ersten Mal über seine Arbeit ein Artikel im Journal of Clinical Gastroenterology. Er setzte seine Forschungen in den USA fort und veröffentlichte zahlreiche Bücher über Erkrankungen durch Wassermangel (Vgl. Batmanghelidj, 2014). Trotz seiner Therapieerfolge wurden seine Ergebnisse in Frage gestellt.

Im Jahr 2016 wird in Bad Wörishofen 125 Jahren Kneipp Wassertherapie gefeiert. Es bleibt abzuwarten, ob sich in einigen Jahrzehnten auch die anderen Forschungsergebnisse bestätigen werden.

2.10 Wasserqualität = Reinigungskapazität

Neben allen Stoffwechselabläufen, alle Nervenimpulse usw., die ausschließlich im wässrigen Milieu stattfinden, reinigt das Wasser auch von innen unseren Körper. So wie wir uns waschen, duschen, so benötigt unser Körper Wasser von innen.

Wasser ist das Lösungsmittel, mit dessen Hilfe unsere Nieren wasserlösliche Substanzen ausscheiden.

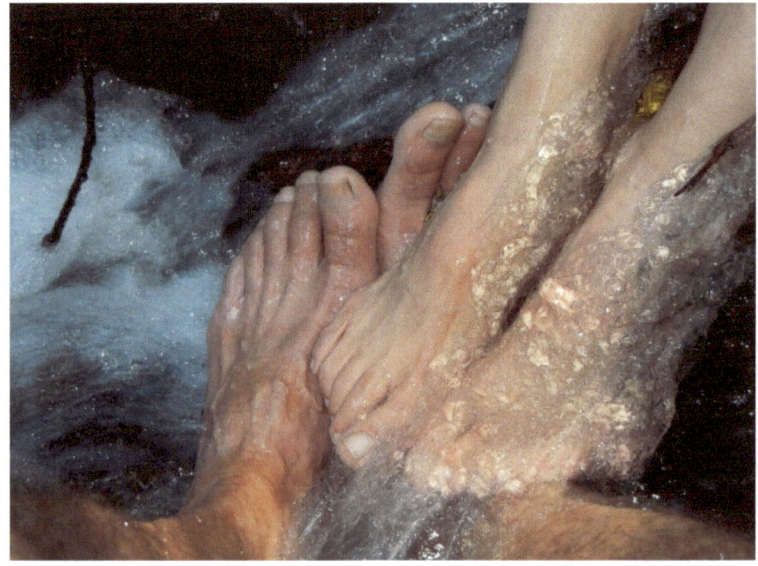

In der Leber werden, nach der chinesischen Medizin, vor allem zwischen 1 bis 3 Uhr nachts, Stoffwechselabbauprodukte nach Möglichkeit so umgebaut, dass sie wasserlöslich werden und eben über die Nieren entsorgt werden können.

Ein Teil der in der Leber entstehenden Metaboliten (Abbauprodukte) gelangen über den Blutkreislauf in die Lunge und werden ausgeatmet oder über die Lungenschleimhaut ausgeschieden. Deshalb sollten wir morgens das Schlafzimmer lüften.

Ein anderer Teil der Abbauprodukte leitet die Leber über die Galle in den Darm, um auf diesem Wege die nicht mehr benötigten Substanzen auszuscheiden. Nur wenn diese Wege nicht ausreichen, reinigt sich der Körper auch über Haut oder Schleimhaut.

Je weniger Substanzen in unserem Trinkwasser gelöst sind, umso mehr kann dieses Wasser aufnehmen und abtransportieren.

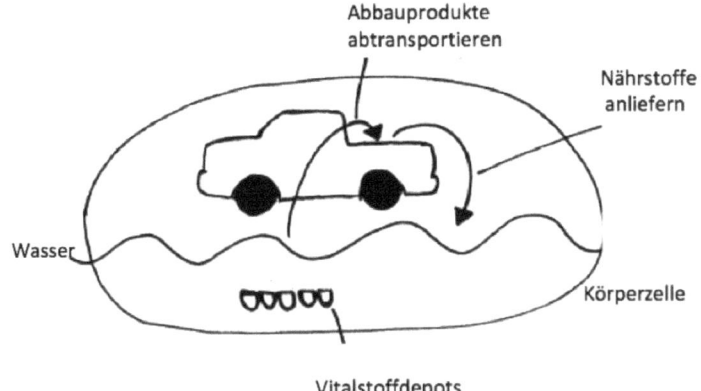

Abbauprodukte abtransportieren

Nährstoffe anliefern

Wasser

Körperzelle

Vitalstoffdepots

Sie können sich das wie einen LKW vorstellen, der eine leere Ladefläche hat. Dieser kann mehr aufladen, wie wenn er schon einen Teil seiner Ladefläche belegt hat.

Unser Körper erledigt einen Teil des Zellstoffwechsels aktiv mit Hilfe von Enzymen in den Zellen und Rezeptoren an der Zellmembran, die unter Energieverbrauch Vitalstoffe in die Zelle bringen und Metabolite (Abbauprodukte) ausleiten, sowie Stoffe innerhalb der Zelle transportieren.

Ein weiterer Teil des Zellstoffwechsels geschieht passiv mit Hilfe von Diffusion. Ein effektiver Transport kann per Diffusion dann ablaufen, wenn der Stoff am Ausgangsort höher konzentriert ist, als am Zielort, d.h. wenn ein Konzentrationsgefälle besteht. Da unsere Zellen ca. 500 mg Inhaltsstoffe im Liter gelöst haben, darf zellgängiges Wasser nicht mehr als 500 mg im Liter enthalten, sonst wird Wasser aus der Zelle ausgelagert, damit die Substanzen im Zellzwischenraum verdünnt werden und so das Gleichgewicht erhalten bleibt.

Wasserausgleich geschieht auch mit Hilfe von Osmose, dabei passiert Wasser die Zellmembran. Der Osmose zu Grunde liegt das Bestreben der Teilchen, einen Konzentrationsausgleich zwischen Innen- und Außenraum der Membran zu schaffen.

In manchen Haushalten werden zum Schutz des Wasserleitungssystems Ionentauscher eingebaut. Das sind Enthärtungsgeräte, die Calcium und Magnesium Ionen mit Natrium und Chlorid, sprich Kochsalz, austauschen, damit sich kein Kalk in den Leitungen ablagern kann. Durch den Salzgehalt ist es aus meiner Sicht nicht als Trinkwasser geeignet.

2.11 Wasser für Säuglingsnahrung

Damit Wasser die Bezeichnung "für Säuglingsnahrung geeignet" tragen darf, muss es folgende Kriterien erfüllen:

> ≤ 10 mg Nitrat pro Liter, sowie frei von:
> - Kohlensäure
> - Keimen
> - Halogenen (z.B. Chlor)
> - Hormonen
> - Arzneimittelrückständen
> - Pflanzenschutzmittel

Vereinfacht gesagt, frei von organischen und anorganischen Stoffen. Die Trinkwasserverordnung wurde am 13.12.2012 geändert. Seither darf in unserem Leitungswasser bis zu 50 mg Nitrat pro Liter enthalten sein. Die Empfehlung für Säuglinge wurde nicht geändert. Das bedeutet, dass Leitungswasser nicht mehr den Bestimmungen für Säuglingsnahrung entsprechen muss!

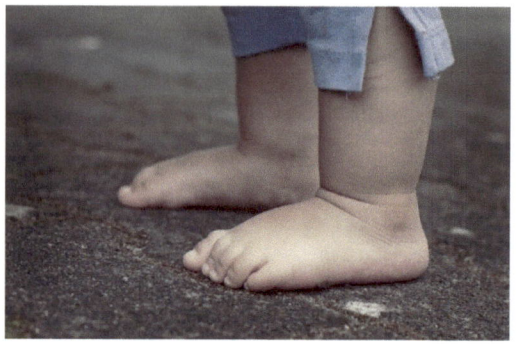

Alle Eltern sind deshalb aufgefordert sich zu erkundigen, wie die aktuelle Wasserqualität in ihrer Gemeinde oder ihrem Stadtteil ist. Jede Gemeinde veröffentlicht einmal pro Jahr die Wasserwerte, meistens die Werte, die im Frühjahr gemessen werden. Da über den Sommer viel Dünger ausgebracht wird, steigt der Nitratgehalt des Leitungswassers meistens bis in den Spätherbst. Weil Leitungswasser engmaschig kontrolliert wird, liegen der Gemeinde immer auch die eventuell nichtveröffentlichten aktuellen Werte vor.

In den Wintermonaten darf nicht gedüngt werden, da der Dünger in den gefrorenen Boden nicht eindringen kann und direkt ins Grundwasser gelangen würde. Dadurch sinkt bis in das Frühjahr hinein wieder der Nitratwert.

Mehr Infos zu Wasser für Säuglingsnahrung finden Sie auch u.a. im Öko Test Jahrbuch Kleinkinder 2016, darin nachzulesen 19 getestete Mineralwässer.

2.12 Gefahr durch nitrathaltiges Wasser

Sauerstoff (O2) wird mit Hilfe der roten Blutkörperchen in unseren Blutgefäßen transportiert. Nitrat kann sich an die dafür vorgesehenen Rezeptoren andocken und es kann so zur Unterversorgung mit O2 kommen.

Außerdem können durch Nitrat Nitrosamine entstehen. Diese stehen im Verdacht krebsauslösend zu sein.

Laut einem Bericht des WDR vom 24.11.2015 ist in NRW bei rund 40 % der Grundwasservorkommen ohne entsprechende Aufbereitung keine Gewinnung von Trinkwasser mehr möglich.

Die Europäische Kommission hat am 28.04.2016 bekanntgegeben, dass sie Deutschland wegen der anhaltenden Verunreinigung der deutschen Gewässer durch Nitrat vor dem Europäischen Gerichtshof verklagt. Trotz der weiter hohen Nitratbelastung hat Deutschland, so die EU Kommission, keine strengeren Gegenmaßnahmen ergriffen. Dazu wäre das Land laut geltendem EU-Recht jedoch verpflichtet. Die von der Bundesrepublik zuletzt im Jahr 2012 übermittelten Zahlen zeigen eine wachsende Nitratverunreinigung des Grundwassers und der Oberflächengewässer, einschließlich der Ostsee. Deutschland hat hinter Malta die EU-weit zweithöchste Nitratkonzentration im Grundwasser.

In der Begründung ist u.a. zu lesen: Nitrat ist für das Wachstum von Pflanzen von entscheidender Bedeutung und wird häufig als Düngemittel eingesetzt. Allerdings führen überhöhte Mengen zu starken Wasserverunreinigungen - mit entsprechenden Folgen für die menschliche Gesundheit, die Wirtschaft und die Umwelt. Eine zu hohe Nitratbelastung fördert in Süßwassergewässern und in der Meeresumwelt das Wachstum von Algen, die anderes Leben ersticken. Das verschlechtert die Wasserqualität enorm. Eine Nitratkonzentration von über 50 mg/l kann zudem erhebliche Auswirkungen auf die Gesundheit der Bevölkerung haben, insbesondere auf schwangere Frauen und Kleinkinder. Zudem verursacht die Entfernung von Nitraten aus dem Trinkwasser hohe Kosten.

Weiter wird angeführt, dass Deutschland trotz der wachsenden Nitratbelastung keine hinreichenden Zusatzmaßnahmen getroffen hat und die Nitratrichtlinie von 1991 missachte. European Commission Press vom 28.04.2016

Nun hoffe ich, dass die Entscheidungsträger in Deutschland endlich den Schutz unseres Trinkwassers ernst nehmen!

3 Anwendung von Wasser

3.1 Trinken

Alle Menschen, die kein Durstgefühl empfinden und deshalb vergessen zu trinken, empfehle ich kleine Trinkgläser zu verwenden. Das gilt auch für alle Menschen, die sagen, sie können kein Wasser trinken. Nur 50 - 100 ml einschenken und austrinken. Bei Kindern hilft auch oft der Trick, sie ein schönes, besonderes Glas verwenden zu lassen. Achtung: nur unter Aufsicht, damit das Glas nicht zerbricht und sich das Kind sich nicht verletzt!

3.2 Kneipp Anwendungen

1. Das wichtigste Prinzip: Der Körper muss vorher aktiv erwärmt werden. Arm und Fußbad niemals mit kalten Händen oder Füßen beginnen! Wenn Sie noch nicht warm sein sollten, holen Sie dies vor der Kneipp Anwendung nach, z. B. flotte Bewegung, Gymnastik oder Laufen.

2. Armbad und Wassertretbecken sollen nicht unmittelbar hintereinander benützt werden, weil beide Anwendungen

entgegengesetzte Wirkung haben. Deshalb sollte etwa 2 Stunden zeitlicher Abstand zwischen den Anwendungen liegen.

3. Beim Armbad beide Arme tief eintauchen. Nach starkem Kältereiz (Kribbeln oder Ziehen im Arm), spätestens aber nach 30 Sekunden, die Arme wieder herausnehmen. Das Wasser abstreifen und die Arme bis zum völligen Abtrocknen bewegen, z. B. Armkreisen.

4. Beim Wassertreten die Füße mit jedem Schritt aus dem Wasser heben ("Storchengang). Nur so lange im Wasser bleiben, bis starker Kältereiz in den Beinen eintritt. Danach Wasser abstreifen und wieder warmlaufen. Die Füße nicht abtrocken, sondern trockenen lassen.

3.3 Wickel

Wickel zur Behandlung von verschiedenen Befindlichkeitsstörungen verwenden die Menschen seit Jahrtausenden. Kneipp benützte nicht nur feuchte Tücker als Wickel oder Kompressen, auch Lehm, Quark, Heublumen usw.

Meine Mutter machte mir in der Kindheit bei Halsschmerzen Schweineschmalzwickel. Ich habe diese Form der "Halsweh-Behandlung" die letzten Jahrzehnte oft weiterempfohlen, weil diese Wickel gut helfen und leicht anzuwenden sind. Allerdings empfinden viele Menschen den Geruch als unangenehm. Meine Oma hätte dazu gesagt: "Schlechtes muss Schlechtes vertreiben."

2-3 Tropfen gutes Lavendelöl dazugegeben mildern den Geruch und entspannen zusätzlich.

Es gibt sehr viel Literatur dazu in den Buchhandlungen und Apotheken. Mein Nachschlagewerk "Wohltuende Wickel" von Maya Thüler. (Vgl. Thüler, 2013)

4   Fazit

Viele Gemeinden haben wegen der schlechten Wasserqualität mit dem Bau von Tiefbrunnen reagiert, da dieses Wasser noch nicht verschmutzt ist. Besser wäre ein Schutz unseres Grundwassers, da es nur eine Frage von Zeit ist, bis auch die Schadstoffe und Dünger die Tiefbrunnen erreicht haben.

4.1   Zwischenlösung für die Verbraucher

Trinkwasser in Flaschen kaufen und darauf achten, dass die oben genannten Werte möglichst niedrig sind.

Leider kenne ich bisher kein Filtersystem, von dem ich überzeugt bin und das sowohl praktikabel als auch finanzierbar ist. Aus meiner Arbeit als PTA in zwei

Krankenhausapotheken weiß ich, wie leicht Filtersysteme verkeimen und wie aufwendig deren Reinigung ist, damit die erhaltenen Wasserqualität gut ist.

4.2   Notwendige Maßnahmen aus meiner Sicht

Wir sollten dringend unsere Trinkwasservorräte schützen indem die Schutzzonen um die Quellen, in denen nicht gedüngt werden darf, vergrößert werden. Die EU-Kommission sieht das ja, wie wir seit kurzem wissen, auch so.

Ebenfalls wäre der Beginn eines Zwei-Leitungssystems für die Neubaugebiete denkbar. Die meisten Gemeinden haben Quellen, die im Wald liegen und sehr reines Wasser liefern. Da wir aber mehr als 70 l Wasser/Tag und Person verbrauchen, reicht das saubere Wasser nicht aus und wird mit anderen Quellen vermischt. Niederschlagswasser für die WC Spülung zu verwenden ist ein guter Anfang, um Trinkwasser Ressourcen zu schützen.

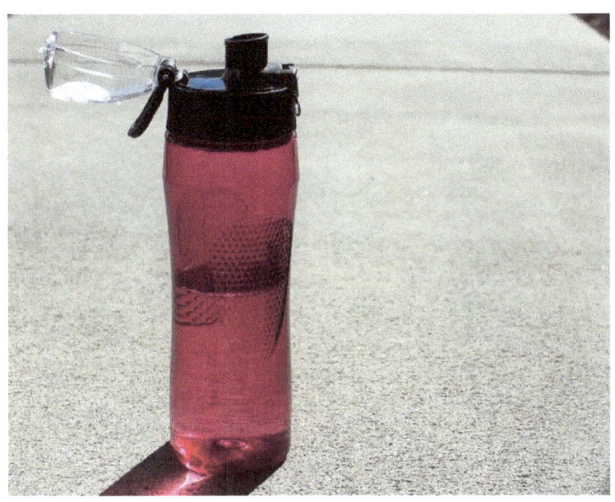

Auch die Schulmediziner sagen, dass 80 % der chronischen Erkrankungen ernährungsbedingt sind. Deshalb ist ein Umdenken notwendig. Der erste wichtige Schritt, gilt meiner Meinung nach, dem Trinkwasser!

Karl Valentin hat gesagt: "Wer am Ende ist, kann von vorne anfangen, denn das Ende ist der Anfang von der anderen Seite."

In diesem Sinne freue ich mich, wenn ihr das Buch von vorn nach hinten und von hinten nach vorn durchlest, damit ihr das Trinken von ausreichend gutem Wasser zu Eurer gesunden Gewohnheit macht.

Sebastian Kneipp sagte:

"*Wer nicht jeden Tag etwas für seine Gesundheit aufbringt, muss eines Tages sehr viel Zeit für seine Krankheit opfern.*" und

"*Der Sinn des Reisens ist, an sein Ziel zu kommen.*"

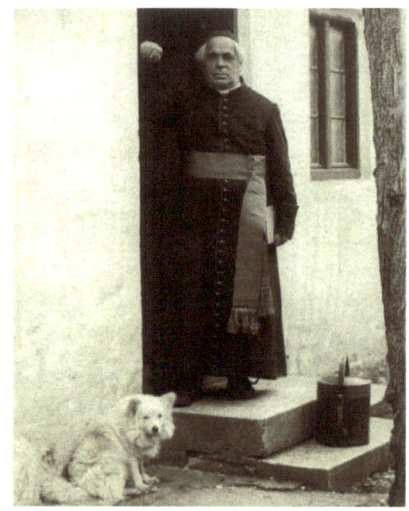

Abb. 9: Sebastian Kneipp (Sebastianeum)

Während meiner Ausbildung zur PTA in Isny brachte ein Dozent die Aufzeichnung eines Interviews mit. Ich werde mich immer an diesen Freitagnachmittag erinnern. Wir hörten das Gespräch eines Journalisten mit Elisabeth Kübler-Ross, die Begründerin der Hospiz Arbeit. Und ich dachte noch, was wird meine Aufgabe als PTA in einer Apotheke mit Sterbebegleitung zu tun haben?! Bis sie sagte: "*Gesundheit ist ein Weg, der sich erst bildet, wenn man ihn geht.*" Es gibt für mich keinen besseren Satz, um Gesundheit als Prozess zu beschreiben.

Deshalb wünsche ich   Euch allen, dass ihr am Ende der spannenden Reise zu Eurer persönlichen Gesundheitsvorsorge gut am Ziel ankommt!

Über Rückmeldungen per Mail freue ich mich:

eletaya@gmx.de

5 Danksagung

Wie schon in der Einleitung geschildert, hatte ich im Laufe meines Lebens das Glück, von vielen Lehrern und Unterstützern zu lernen. Dafür bin ich ihnen allen von Herzen dankbar!

Das Wasserbuch-Projekt war für mich nur realisierbar durch die Unterstützung von:

Jo Langer, meinem Mann, der durch sein Wissen als Ingenieur für Versorgungstechnik mich mit Fragen und seinem Wissen immer unterstützt hat.

Amrei Kirmaier, meine Tochter, die mit PC Wissen und Skizzen dazu beigetragen hat, dass das Buch verständlicher ist.

Manuela Kaufmann, Lauterach, AT, für Lektorat, Satz und allem, was dazu gehört. Vielen Dank für Deine Freundschaft, obwohl wir uns bisher nicht kannten. Du bist wie ein Geschenk des Himmels.

Michael Wiest, Red Rabbit, für den entlastenden Tipp mich zu trauen den ersten Teil zu veröffentlichen.

Dr. med. Florian Dietrich, Freiburg, mein Neffe, der mir Wasserfotos zur Verfügung gestellt hat.

Die Gestaltung des Covers stand schon fest, bevor ich mit der Umsetzung des Buches begann, ein Bild von Elisabeth Schickling, das in meiner Praxis hängt. Danke für Deine Freundschaft!

Schlussendlich hat auch die schlechte politische Situation für freiberufliche Hebammen in Deutschland dazu beigetragen, dass ich im Oktober 2015 beschlossen habe, all meine Erfahrungen und mein Wissen aufzuschreiben und zu veröffentlichen, um es den Menschen zur Verfügung zu stellen.

6 Mein Lebenslauf

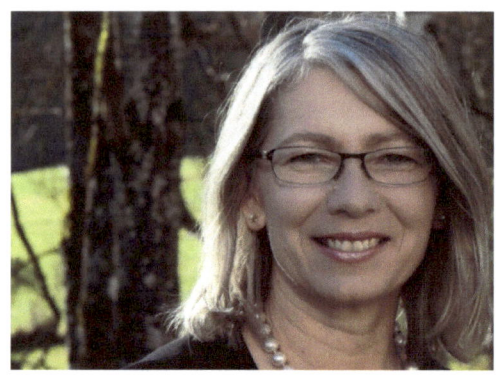

Abb. 10: Foto von Barbara Stocker

1964	geboren in Memmingen
1980	Mittlere Reife, Ruppert Ness Realschule Ottobeuren
1983	PTA Examen, NTA Isny
1987-1988	Hebammen Praktika im Krankenhaus der Diakonie in Flensburg, Geburtshaus Storchennäscht, Lenzburg, CH, Hospital Honorio Delgando, Arequipa, Peru.
1989-1992	Ausbildung zur Hebamme in Bamberg
ab 1990	Ausbildung in klassischer Homöopathie bei Friedrich Graf und Paul Herscue
1992	Fußrefexzonenmassage Ausbildung bei Hanne Marquardt

ab 1992	Freiberufliche Hebamme in Lauf a. d. Peg.
1993	Heilpraktikerprüfung
1995	Geburt meiner Tochter
1995	NLP Practitioner
1997	Akupunkturausbildung bei pro Medico
seit 1998	freiberufliche Hebamme und Heilpraktikerin im Allgäu
2002	Jahrestraining bei Anne Höfler, Handauflegen
2003	Gründung eines Geburtshauses in Ottobeuren
2004	Fortbildung Hebammen an Schulen
2005	Mama Care Ausbildung, München
ab 2006	Kurse bei der AOK "Was Babys gerne essen."
2007	SAFE Fortbildung bei Herrn Brisch, München
2008	Maya Fortbildung, Augsburg
2009	Schließung des Geburtshauses wegen extremer Steigerung der Haftpflichtversicherung
2008-2010	Ausbildung in orthomolkularer Medizin
2013	Trauma-Fachberaterin THZM München
2016	Heirat mit "Jo" Walter Langer

7 Literaturverzeichnis

Delbé, Jean B; Billigmann, Peter (2004): "Gesund werden - gesund bleiben". Aloe-Vera Leitfaden. M+M Verlag.

Mutter, Dr. Joachim (2009): "Gesund statt chronisch krank. Der ganzheitliche Weg: Vorbeugung und Heilung sind möglich". Natura Viva.

Enders, Giulia (2014): "Darm mit Charme". Ullstein Hardcover.

Pollach, Gerald H. (2015): "Wasser, viel mehr als H20: Bahnbrechende Entdeckung: Das bisher unbekannte Potential unseres Lebenselementes". VAK.

Emoto, Masaru (2002): "Die Botschaft des Wassers", Band 1. KOHA-Verlag.

Emoto, Masaru (2010): "Die Heilkraft des Wassers". KOHA-Verlag.

Batmanghelidj, Fereydoon (2014): "Wasser - die gesunde Lösung: Ein Umlernbuch". VAK Verlags GmbH.

Thüler, Maya (2013): "Wohltuende Wickel: Wickel und Kompressen in der Kranken- und Gesundheitspflege". Thüler, M.

Anmerkung: Skizzen und Schema der 5 Säulen von Amrei Kirmaier. Alle nicht beschrifteten Bilder sind von pixabay.com.

www.ingramcontent.com/pod-product-compliance
Lightning Source LLC
Chambersburg PA
CBHW050752290526

45792CB00008B/2151